AF284567

Trockenfasten Ratgeber

- Das Praxisbuch –

Wie Sie durch Trockenfasten effektiv abnehmen, Ihre Gesundheit stärken, Entzündungen vorbeugen und jünger aussehen - inkl. persönlichem Erfahrungsbericht

Evelin Wendland

INHALT

Das erwartet Sie in diesem Buch

Viele von Ihnen kennen es wahrscheinlich: die ständige Suche nach einer Möglichkeit einen gesunden Körper und eine schlanke Figur zu erreichen. Das Resultat: das Durchquälen durch verschiedene Abnehm-Methoden und trotzdem bleibt dieser Wunsch immer in den Köpfen der Betroffenen präsent und leider auch unerfüllt. Doch damit kann für Sie jetzt Schluss sein. Um diesen Wunsch zur Realität werden zu lassen, gibt es verschiedene Möglichkeiten. Allerdings muss bei den meisten dieser

Möglichkeiten entweder auf die schlanke Figur oder auf den gesunden Körper verzichtet werden. So aber nicht beim Trockenfasten! Mit diesem Ratgeber hat das ständige Suchen nach einer passenden Möglichkeit für einen besseren, gesünderen Körper und ein positiveres Selbstwertgefühl endlich ein Ende.

Deswegen wird dieser Ratgeber rund um das Thema Trockenfasten Ihnen zunächst erklären, was genau das Trockenfasten eigentlich ist und welche verschiedenen Methoden und Arten des Trockenfastens vorhanden sind. Außerdem wird die Frage geklärt, welche Prozesse in dem Körper während des Trockenfastens ablaufen, die Vorteile für Sie darstellen können. Auch auf diese Vorteile wird näher eingegangen werden. Gewichtsverlust und ein gesunder Körper gehen beim Trockenfasten Hand in Hand. Im Anschluss daran lernen Sie den typischen Ablauf des Trockenfastens, welcher sich in die Vorbereitung, die eigentliche Fastenphase und das Fastenende unterteilen lässt. Ziel dieses Ratgebers ist es, Sie perfekt auf das eigene Trockenfasten vorzubereiten, damit Sie von den vielen Vorteilen des Trockenfastens profitieren können.

Damit Sie, wenn Sie sich dann bereit fühlen, selbst das Trockenfasten auszuprobieren, bestens vorbereitet sind, finden Sie auch am Ende jedes Kapitels noch einmal die wichtigsten Informationen auf einen Blick kurz und prägnant zusammengefasst. Und nun viel Spaß beim Lesen und anschließendem Trockenfasten!

Trockenfasten – Was genau ist das eigentlich?

Fangen wir mit den Grundlagen an. Wie der Name dieser Abnehm-Methode schon erkennen lässt, handelt es sich bei einem wesentlichen Bestandteil des Trockenfastens um das Fasten. Beim Fasten handelt es sich um eine Praktik, bei der für einen festgelegten Zeitraum keine Nahrung zu sich genommen wird. Doch was ist jetzt genau die Besonderheit des Trockenfastens?

Ganz einfach: Das „Trocken" lässt es schon vermuten. Das Trockenfasten unterscheidet sich vom „normalen" Fasten insofern, als zusätzlich zur Nahrung auch auf Flüssigkeiten, in Form von Getränken, verzichtet wird.

Dies birgt natürlich einige Tücken, gerade bei hohen Temperaturen oder wenn das Trockenfasten über einen längeren Zeitraum praktiziert werden soll. Deswegen ist das A und O bei Trockenfasten das Wahrnehmen von Signalen des eigenen Körpers. Falls Ihnen Ihr Körper also Signale während des Trockenfastens gibt, wie etwa Schwindel, sollten Sie Ihre Fastenphase beenden. Dies kann manchmal vorkommen, muss aber nicht. Im weiteren Verlauf dieses Buches werden Ihnen trotzdem auch noch andere Signale Ihres Körpers aufgezeigt, auf die Sie beim Trockenfasten achten sollten, damit Sie die Grenzen Ihres Körpers nicht überschreiten. Denn nur, wenn Sie sich selbst auch beim Trockenfasten wohlfühlen und Ihren Körper achten, kann dies zu einer langfristig verbesserten Gesundheit führen.

Haben Sie sich während des Lesens gefragt, woher Ihnen diese Fastenmethode bekannt vorkommt? Im nächsten Kapitel finden Sie die Antwort.

DIE VERSCHIEDENEN METHODEN DES TROCKENFASTENS

Neben dem Trockenfasten als Abnehm-Methode gibt es noch verschiedene andere Methoden des Trockenfastens, die Ihnen eventuell schon bekannt sind. Zum einen wäre da das Fasten aus religiösen Gründen, wie Sie es von Angehörigen des Islams kennen. Diese Fastenzeit nennen die Muslime Ramadan und sie dauert immer einen Monat. Während dieser Zeit essen und trinken die fastenden Gläubigen nicht während des Tages, sondern nur zwischen Sonnenuntergang und Sonnenaufgang. Dies hat den Hintergrund, dass das Fasten im Islam zu den fünf Säulen der Religion gehört, welche sich, vereinfacht gesagt, als die fünf grundlegenden Praktiken der Religion veranschaulichen lassen. Das Fasten hat dabei eher den Charakter eine Bußübung und soll den Gläubigen zu einer gereinigten Seele sowie einer verbesserten Beziehung zwischen ihnen, Gott und den Mitmenschen verhelfen.

Zum anderen gibt es auch Menschen, die das Trockenfasten aus spirituellen Gründen praktizieren. Dabei ist ihnen vor allem wichtig, im Einklang mit ihrem eigenen Körper zu sein. Dies wird vor allem im Schamanismus gelehrt und oftmals praktiziert. Unterstützt durch Yoga und Meditation soll das Fasten zu einem klareren Geist und einer energiegeladenen Seele führen.

Ein kleiner Fakt, der Ihnen bis jetzt vielleicht noch nicht bewusst war: Alle Menschen praktizieren Tag für Tag das Trockenfasten. Dies geschieht allerdings nicht bewusst, sondern während des Schlafens. Im Grunde machen wir alle während des Schlafens nichts, außer eben zu schlafen. Wir verzichten für einen bestimmten Zeitraum auf Nahrung und Getränke. Während dieser Zeit befindet sich der Körper in einer Phase der Regeneration und es laufen verschiedene Prozesse in Körper und Gehirn ab, wie die Übertragung von Erlebten und Gelernten in das Langzeitgedächtnis.

WELCHE MÖGLICHKEITEN DES TROCKENFASTENS GIBT ES?

Wie aus der Kapitelüberschrift schon deutlich wird, gibt es verschiedene Möglichkeiten, das Trockenfasten auszuüben. Je nachdem, wie Sie sich selbst am wohlsten fühlen und was das Beste für Ihren Körper ist, sollten Sie sich für eine dieser Möglichkeiten entscheiden. Um dies herauszufinden, kann es hilfreich sein, die verschiedenen Möglichkeiten für einen etwas kürzeren Testzeitraum auszuprobieren und sich dann für diejenige Möglichkeit entscheiden, die Ihnen und Ihrem Körper am besten getan hat, denn: Sie und Ihr Körper müssen beim Trockenfasten bestenfalls in Einklang stehen.

Trockenfasten als Intervallfasten
Die Praktik des Intervallfastens findet, wie der Name schon aussagt, in Intervallen statt. Dabei handelt es sich bei den beiden Intervallen zum einen um die Zeit, in der gegessen und getrunken werden kann, und zum anderen um die Fastenzeit. Diese beiden Zeiten können individuell festgelegt werden, verbreitet ist allerdings das

Intervallfasten mit den Zeiten 16:8. Bei dieser Möglichkeit des Intervallfastens wird sechzehn Stunden gefastet und acht Stunden Nahrung und Getränke zu sich genommen.

Vielleicht fragen Sie sich jetzt, wie Sie diese Art des Fastens in Ihren Alltag problemlos integreren können. Ganz einfach: Sie stehen ganz gewohnt um 08:00 Uhr auf (oder natürlich zu anderen Uhrzeit; es handelt sich hierbei lediglich um ein Beispiel) und frühstücken wie gewohnt. Danach machen Sie Sport, erledigen Einkäufe oder gehen zur Arbeit. Gegen 13:00 Uhr essen Sie dann zu Mittag, bevor Sie um 15:30 nochmals einige Kleinigkeiten essen und trinken. Ab 16:00 Uhr beginnt dann Ihre Fastenphase, in der Sie gewohnt Ihrem Alltag verfolgen können, bevor Sie schlafen gehen und am nächsten Tag wie gewohnt aufstehen und wieder mit Ihrer Ess- und Trinkphase beginnen können. Diese Möglichkeit des Trockenfastens lässt sich also sehr gut in den Alltag integrieren.

Ein Tipp: Für optimale Ergebnisse, gerade, wenn Ihr primäres Ziel das Abnehmen ist, ist es ratsam, statt drei nur zwei Mahlzeiten zu sich zu nehmen. Auf das eben angeführte Beispiel angewandt würde dies bedeuten, dass Sie beispielsweise das Mittagessen etwas nach hinten verschieben könnten und dafür die Mahlzeit um 15:30 Uhr wegfallen lassen. Dies ist allerdings kein Muss, sondern nur eine Empfehlung. Auch ist möglich, bessere Ergebnisse durch eine gesündere Ernährung zu erzielen. Aber auch hier: Dies muss nicht unbedingt erfolgen. Gerade das Trockenfasten als Intervallfasten hat den Vorteil, dass Sie auch mal „sündigen" können, ohne direkt wieder an Gewicht zuzunehmen.

Intermittierendes Trockenfasten
Das Intermittierende Trockenfasten eignet sich vor allem für diejenigen unter Ihnen, die das Trockenfasten erst mal für einen kürzeren Zeitraum ausprobieren wollen, da der Fastenzeitraum nur zwischen zehn und vierzehn Stunden umfasst. Ein Vorteil dieser Fastenmöglichkeit ist es, dass ein Großteil des Fastenzeitraumes zu der Schlafphase zählt. Für Sie bedeutet das konkret: Die Zeit, in der Sie aktiv fasten, ist geringer als bei den anderen beiden Möglichkeiten.

Um dies zu verdeutlichen, eignet sich am besten ein Beispiel, wie Sie diese Trockenfasten-Möglichkeit in Ihren Alltag integrieren können. Stellen Sie sich vor, Sie kommen nach einem anstrengenden Arbeitstag gegen 18:00 Uhr nach Hause, essen eine Kleinigkeit und trinken dabei ein Glas Wasser. Mittlerweile ist es 19:00 Uhr und Sie starten direkt mit Ihrer Fastenphase. Von da an nutzen Sie die Zeit vor dem Zubettgehen für kleinere Erledigungen im Haushalt, Entspannung oder Ähnliches. Gegen 22:00 Uhr gehen Sie zu Bett und wachen am darauffolgenden Tag um ca. 07:00 Uhr auf. Zu diesem Zeitpunkt haben Sie schon zwölf Stunden trockengefastet, ohne es groß bemerkt zu haben, da Sie einen Großteil dieser Zeit geschlafen haben. Falls Sie nach dem Aufstehen nun also Hunger verspüren, können Sie entweder frühstücken oder das Essen und Trinken noch ein wenig hinauszögern und sogar noch länger als diese zwölf Stunden fasten.

Langfristiges Trockenfasten

Anders als die beiden vorherigen Beispiele erstreckt sich bei dieser Möglichkeit des

Trockenfastens der Fastenzeitraum über mehrere Tage. Vom langfristigen Fasten ist schon die Rede, wenn der Fastenzeitraum über 24 Stunden umfasst. Bei dieser Möglichkeit des Fastens lassen sich zwar die besten Ergebnisse im Hinblick auf die Fettverbrennung erzielen, allerdings gestaltet es sich eher schwierig, diese geeignet in den Alltag zu integrieren, gerade mit Familie oder einem Job. Möglich ist es aber trotzdem. Natürlich gibt es sonst aber die Möglichkeit, das Trockenfasten in freie Phasen, wie Urlaubsphasen oder das Wochenende, zu integrieren, wenn sich das langfristige Trockenfasten ansonsten nicht mit dem normalen Alltag in einen Einklang bringen lässt. Also auch hier sind Möglichkeiten und individuelle Spielräume gegeben.

Allerdings sollte vor allem bei dieser Möglichkeit des Trockenfastens auf die Signale des eigenen Körpers geachtet werden, da diesem aufgrund des Fastens für mindestens 24 Stunden Flüssigkeiten entzogen werden. Deswegen ist die Überschreitung des Fastenzeitraumes bei gesunden Menschen von 60 Stunden nicht ratsam und Vorerkrankte, Senioren und Schwangere sollten am besten ganz von dem langfristigen Trockenfasten absehen.

Das sollten Sie für sich aus diesem Kapitel mitnehmen:

o Während des Trockenfastens wird nicht nur auf Nahrung verzichtet, sondern auch auf Getränke. Es stellt deswegen eine besondere Form des Fastens dar.

o Das Trockenfasten wird nicht nur fürs Abnehmen praktiziert, sondern es kann auch spirituelle oder religiöse Hintergründe haben. Gerade in der Religion des Islams wird das Fasten während des Fastenmonats Ramadan praktiziert.

o Jeder Mensch fastet Tag für Tag trocken. Dies geschieht allerdings nicht bewusst, sondern während des Schlafens.

o Es gibt verschiedene Möglichkeiten des Trockenfastens. Für diejenigen, die das Fasten in ihren Alltag integrieren und deswegen keine 24 Stunden am Tag fasten möchten, eignen sich die beiden Möglichkeiten des **Trockenfastens als Intervallfasten** und das **Intermittierende Trockenfasten**. Falls Sie länger als 24 Stunden trockenfasten möchten, eignet sich für Sie die

Möglichkeit des **langfristigen Trockenfastens.** Sie sollten sich allerdings der möglichen Risiken bei dieser Fastenmethode bewusst sein. Bei der Wahl der für sich selbst passenden Fastenmethode sollten Sie deswegen schauen, wie Sie sich diese in Ihr Leben integrieren lässt, aber auch vor allem auf die Signale Ihres eigenen Körpers hören.

Was geschieht im Körper während des Trockenfastens?

In diesem Kapitel widmen wir uns den unterschiedlichen Prozessen, die während des Trockenfastens ablaufen und für die vielen verschiedenen Vorteile, welche im nächsten Kapitel aufgezeigt werden, verantwortlich sind. Deswegen lauten die in diesem Kapitel dominanten

Fragen: Welche Prozesse laufen in unserem Körper während des Trockenfastens ab und inwiefern tragen diese zu einem gesunden Körper und dem Gewichtsverlust bei? Wie Sie den Titeln der Unterkapitel entnehmen können, handelt es sich bei den dominantesten Prozessen um die Fettverbrennung, die Linderung von Entzündungen und die Entgiftung. In jedem Unterkapitel werden diese genauer beleuchtet und im letzten Unterkapitel in die verschiedenen Stadien, die in unseren Körpern einmal während des Intervallfastens und während des langfristigen Trockenfastens ablaufen, eingeordnet. Dies hat für Sie den Vorteil, dass es Ihnen bei der Festlegung Ihrer Intervalle eine Entscheidungshilfe sein kann, wie lange Sie denn am besten fasten, um auch wirklich den von Ihnen gewünschten Effekt erzielen zu können.

DAS AUFBRAUCHEN DES KÖRPEREIGENEN FETT- UND GLUKOSESPEICHERS

Wie genau kann es sein, dass wir während des Fastens an Gewicht verlieren? Ganz einfach: Da unser Körper keine Nahrung bekommt, muss er für die benötigte Energie auf andere Ressourcen zurückgreifen. Deswegen nutzt er die eigenen Fett- und Glukosespeicher. Solange dem Körper genügend Sauerstoff zur Verfügung gestellt und auf Nahrung verzichtet wird, baut der Körper also ebendiese Speicher ab, was sich für die Fastenden als Gewichtsverlust bemerkbar macht. Dieser Effekt macht sich schon beim Trockenfasten als Intervallfasten, aber auch beim intermittierenden Trockenfasten bemerkbar. Dementsprechend müssen Sie nicht langfristig trockenfasten, um Ergebnisse in Hinblick auf den Gewichtsverlust erzielen zu können. Regelmäßig intermittierendes oder Intervallfasten ist dafür schon völlig ausreichend.

DIE AUTOPHAGIE

Für diesen Prozess ist vor allem die Autophagie verantwortlich. Haben Sie davon schon mal etwas gehört? Falls nicht, dann haben Sie etwas verpasst! Dabei handelt es sich um den wohl wichtigsten Prozess, der während der Fastenphase stattfindet. Zeitlich gesehen findet dieser nach dem Verwenden der Fett- und Glukosereserven statt. Aber zurück zur Autophagie: Nach vielen Jahrzehnten der Forschung konnte der Zellbiologe Yoshinori Ohsum belegen, dass es den Prozess der Autophagie wirklich gibt und dieser stattfindet, wenn wir Menschen über einen längeren Zeitraum wenig oder auch gar keine Nahrung zu uns nehmen. Dafür bekam dieser im Jahr 2016 sogar einen Nobelpreis.

Was verbirgt sich hinter diesem Prozess? Bei der Autophagie handelt es sich um einen Prozess, welcher während des Fastens in unseren Körpern stattfindet, in dem die verschiedenen Zellen sich selbst reinigen und reparieren. In diesem Sinne kann also gesagt werden, dass Menschen, die regelmäßig fasten, jüngere und gesündere Zellen haben. Wenn Sie einen Effekt in diesem Zusammenhang erzielen möchten, müssen Sie allerdings mindestens vierzehn Stunden auf die Nahrungszunahme verzichten, denn der Prozess der Autophagie setzt, so wissenschaftlich bewiesen, erst ungefähr vierzehn Stunden, nachdem die letzte Mahlzeit gegessen worden ist, ein. Es kann aber auch sein, dass die Autophagie erst zu späteren Zeitpunkten eintritt. Wenn Sie hingegen weiterhin regelmäßig essen und doch auf das Fasten verzichten, wird in Ihrem Körper Insulin ausgeschüttet, welches den Zellen signalisiert, dass keine Autophagie nötig ist.

DIE BILDUNG VON KETONKÖR-PERN

Dadurch, dass bei der Autophagie die kaputten Zellen entweder repariert oder vernichtet werden, erfolgt nicht nur eine Verbesserung des Immunsystems, sondern auch die Linderung von Entzündungen. Maßgeblich dafür ist, dass während des Fastens weniger Entzündungsbotenstoffe im Körper produziert werden, da der Körper in dem Sinne während des Fastens auf „Sparflamme" arbeitet. Dadurch kann chronische Erkrankungen, wie etwa Gicht, vorgebeugt werden.

Wie läuft dieser Vorgang aber im Körper ab? Dr. Vishwa Deep Dixit fand heraus, dass Ketonkörper, die während des Fastens aus Fettsäuren gebildet werden, das Inflammasom hemmen. Dieses Inflammasom lässt sich am besten als Komplex aus verschiedenen Proteine bezeichnen, welcher sich an der Oberfläche von Fresszellen befindet. Als Fresszellen werden weiße Blutkörperchen bezeichnet, die der Infektionsabwehr dienen. Wenn eine Entzündung entsteht, werden die Fresszellen über das Inflammasom aktiviert. Im Anschluss daran werden dann weitere Zellen und andere Akteure aktiviert und die Entzündung entsteht. Während des Fastens unterbinden die Ketonkörper diese Kommunikation zwischen den Zellen. Das Resultat: weniger schmerzhafte Entzündungen in Ihrem Körper.

Ein weiterer positiver Nebeneffekt, der vor allem die Damen erfreuen wird: Aufgrund der wenigen Entzündungsbotenstoffe und der Autophagie kann das Hautbild stark verbessert werden. Insofern können mögliche Vorteile des Trockenfastens eine jüngere und ebenmäßigere Haut sein.

DIE VERSCHIEDENEN STADIEN DES TROCKENFASTENS ALS INTERVALLFASTEN

Das erste Stadium des Trockenfastens als Intervallfasten beginnt, wie soll es auch anders sein, mit dem letzten Mal essen und trinken vor der Fastenphase. In den nächsten vier Stunden ist Ihr Körper vor allem damit beschäftigt, diese Mahlzeit zu verdauen. Dabei werden die Nährstoffe in Energie für den Körper umgewandelt. Ein Teil der Energie wird während dieser Zeit in der Leber gespeichert. Dies macht der Körper für den Fall, dass keine Nahrung mehr aufgenommen wird. In der restlichen Fastenzeit ist der Körper immer noch mit der Verdauung der letzten Mahlzeit beschäftigt, allerdings beginnt der Insulinspiegel ca. ab der vierten Stunde nach der letzten Mahlzeit zu fallen. Die arbeitenden Zellen verwenden von da an einen Großteil der Glukose aus dem körpereigenen Glukosespeicher, da die Glukose der letzten Nahrung mittlerweile aufgebraucht ist. Ca. vierzehn Stunden nach der letzten Mahlzeit setzt dann die Ihnen schon bekannte Autophagie ein. Falls Sie sich lediglich für das Trockenfasten als Intervallfasten interessieren, sind dies die für Sie relevanten Stadien.

DIE VERSCHIEDENEN STADIEN DES LANGFRISTIGEN TROCKEN-FASTENS

Wenn Sie sich für das langfristige Trockenfasten entscheiden sollten, wird Ihr Körper neben den schon vorgestellten Stadien noch diese weiteren durchlaufen: In den ersten vierundzwanzig Stunden nach der letzten Mahlzeit wird Ihr Körper weiterhin damit beschäftigt sein, die Glukosespeicher zu leeren. Infolgedessen beginnt der Körper, Ketone zu bilden, die den Körper unterstützen sollen, aus Fett Energie gewinnen zu können. Spätestens ab Tag drei des Fastens ist die Autophagie vollends aktiv und die Energie des Körpers wird ausschließlich aus Fett gewonnen. Diese von den Ketonen gewonnene Energie hat den Vorteil, dass sie um ein Vielfaches schneller in das Gehirn gelangt und es deswegen umso leistungsfähiger macht. Ab dem vierten Tag laufen die beiden Prozesse der Autophagie und der Energiegewinnung aus Fetten schließlich auf Hochtouren.

Das sollten Sie für sich aus diesem Kapitel mitnehmen:

o Die Fettverbrennung erfolgt durch das Aufbrauchen des körpereigenen Glukose- und Fettspeichers, auf den der Körper zurückgreifen muss, wenn mehr als vier Stunden keine Nahrung hinzugefügt wird.

o Für die Entgiftung des Körpers ist der Prozess der Autophagie verantwortlich. Bei diesem Prozess beginnen die Zellen, sich selbst zu reparieren oder zu reinigen. Er setzt ungefähr vierzehn Stunden nach der letzten Mahlzeit ein, allerdings ist auch ein späterer Beginn der Autophagie möglich.

o Entzündungen des Körpers werden aufgrund des Fastens verringert, da während der Fastenphase weniger Entzündungsbotenstoffe hergestellt werden. Außerdem werden Ketonkörper produziert, die die Kommunikation zwischen den Zellen und damit den Entzündungsprozess verhindern.

o In den ersten vier Stunden nach der letzten Mahlzeit ist der Körper damit beschäftigt, aus dieser die Nährstoffe zu gewinnen und in Energie umzuwandeln.

o Ca. vier Stunden nach der letzten Mahlzeit sinkt der Insulinspiegel und der Körper beginnt, die körpereigenen Glukosespeicher aufzubrauchen.

o In den ersten vierundzwanzig Stunden nach der letzten Mahlzeit bildet der Körper außerdem Ketone, die der Energiegewinnung aus Fetten unterstützen sollen.

o Die weiteren Tage des Fastens gewinnt der Körper seine Energie ausschließlich aus Fetten und die Autophagie ist vollends aktiv.

Was sind die Vorteile des Trockenfastens?

In dem vorherigen Kapitel haben Sie gelernt, welche Prozesse im Körper während des Trockenfastens ablaufen. Dabei wurde auch schon auf einige Vorteile des Trockenfastens eingegangen. In diesem Kapitel werden diese nun noch genauer beleuchtet, damit Sie genau wissen, was Sie für mögliche Vorteile erwarten können, wenn Sie sich für das Trockenfasten als Abnehm-

Methode entscheiden. Dabei sollten Sie allerdings beachten, dass nicht alle diese Vorteile bei Ihnen auftreten können. Es kommt ganz auf Ihren Körper an, welche Vorteile das Trockenfasten für Sie mit sich bringen kann. Deswegen werden in diesem Kapitel, wie schon genannt, nur mögliche Vorteile genannt, von denen Sie höchstwahrscheinlich profitieren können, wenn Sie trockenfasten, egal, ob langfristig oder als Intervallfasten.

Wichtig ist außerdem, dass Sie sich selbst und Ihren Körper nicht zu sehr unter Druck setzen sollten, falls es bei Ihnen etwas länger dauert, bis Sie einen gewünschten Effekt erzielen. Sie sollten sich bewusst machen, dass Sie, um längerfristig etwas zu ändern, regelmäßig trockenfasten sollten und nicht direkt nach dem ersten Mal eine Veränderung beobachten können. Gerade zu Beginn erfordert das Trockenfasten Disziplin und Durchhaltevermögen, doch wenn Sie am Ball bleiben, kann es sich für Sie lohnen!

DIE GEWICHTSABNAHME

Dieser Vorteil ist wohl einer, der am stärksten gewichtet wird, wenn es um das Trockenfasten geht.

Man muss aber auch zugeben, dass es wirklich attraktiv klingt, mithilfe des Trockenfastens, je nach Intervallen und natürlich dem eigenen Körper, mehrere Kilos im Monat abnehmen zu können. Den Prozess, der dafür verantwortlich ist, haben Sie im vorherigen Kapitel schon kennengelernt: das Aufbrauchen der körpereigenen Fett- und Glukosespeicher. Bei diesem Vorteil geht es relativ schnell, bis Sie eine Veränderung sehen können. Erfahrungsgemäß nehmen Fastende gerade zu Beginn des Trockenfastens zügig ab. Jedoch lassen sich dann, ab einem gewissen Punkt, keine oder auch nur geringe Gewichtsabnahmen verzeichnen. Dieser Punkt ist erreicht, wenn die körpereigenen Fettspeicher aufgebraucht sind.

Vor allem bei diesem Aspekt dürfen Sie sich nicht zu sehr unter Druck setzen. Falls eine Fastenphase mal nicht so gut lief oder Sie kaum Gewicht verloren haben, dürfen Sie sich und Ihren Körper nicht zu sehr unter Druck setzen. Und vor allem dürfen Sie dann nicht die Motivation am Trockenfasten verlieren.

Ein Tipp: Vielleicht kennen Sie in Ihrem Bekanntenkreis jemanden, der oder die auch gern Trockenfasten würde. Mit dieser Person können

Sie sich dann über Ihre Fastenphasen austauschen und sich gegebenenfalls gegenseitig motivieren. Falls Sie allerdings niemanden persönlich kennen, gibt es auch Apps, vor allem für das Trockenfasten als Intervallfasten, die Sie dabei unterstützen können. Einige von Ihnen bieten eine Timerfunktion an, damit Sie ganz genau wissen, wie lange Sie schon gefastet haben und wie viel Zeit noch übrig ist, bis Sie Ihr Ziel erreicht haben. Manchmal gibt es auch die Möglichkeit eines Forums, in dem Sie sich dann problemlos einen Fastenbuddy suchen können, um Ihre Erfahrungen mit jemand anderem teilen zu können.

DIE VERBESSERUNG DES BLUT- ZUCKERSPIEGELS

Von diesem Vorteil können Sie schon langfristig profitieren, ohne lange trockenfasten zu müssen. Denn: Schon vier Stunden nach der letzten Mahlzeit sinkt der Insulinspiegel im Körper merklich. Das heißt auch, dass dieser Prozess schon jeden Tag in Ihrem Körper abläuft, nämlich während Sie schlafen. Sie können diesen Vorteil nur noch intensiver mithilfe des Trockenfastens nutzen. In den Fastenphasen ist der Insulinspiegel nämlich konsequent sehr niedrig und das kann Diabetes-Typ 2 vorbeugen. Und das Beste: Dies ist wissenschaftlich bewiesen.

Die Wissenschaftler Terra G. Arnason, Matthew W. Bowen und Kerry D. Mansell führten genau dazu eine Studie durch, in der sie Diabetiker mit dem Diabetes-Typ 2 über einen längeren Zeitraum intervallfasten ließen. Neben dem Gewichtsverlust konnten die Wissenschaftler eine Verbesserung der postprandialen Variabilität bei den Teilnehmenden der Studie erkennen. Diese postprandiale Variabilität ist entscheidend bei der Behandlung von Patienten mit Diabetes-Typ 2. Durch eine Verbesserung dieser Variabilität müssen die Betroffenen weniger körperfremdes Insulin zu sich nehmen.

Falls Sie also Mitglieder in Ihrer Familie haben, die Diabetiker sind, und Ihr Risiko verringern wollen, an Diabetes-Typ 2 zu erkranken, sollten Sie das Trockenfasten auf jeden Fall als Möglichkeit in Betracht ziehen. Es ist aber natürlich auch möglich für Sie zu fasten, wenn Sie schon an Diabetes erkrankt sind, um Ihre Therapie merklich zu verbessern.

DIE VERRINGERUNG VON ENT-ZÜNDUNGEN UND CHRONISCHER KRANKHEITEN

Ein weiterer positiver Effekt des Fastens ist die Verringerung von Entzündungen. Das liegt, wie schon beschrieben, daran, dass sich während des Trockenfastens weniger Entzündungsbotenstoffe in dem Körper befinden und außerdem Ketonkörper gebildet werden. In diesem Zusammenhang ist es außerdem relevant, dass sich weniger Wasser in dem Körper befindet, weshalb krankheitserregende pathogene Bakterien aufgrund von Wassermangel sterben, da das Wasser im Körper für andere, wichtigere Prozesse verwendet wird. Menschen mit chronischen Krankheit können ebenfalls mithilfe des Trockenfastens ihre Schmerzen lindern. Bei einigen von ihnen verschwinden die Schmerzen sogar ganz. Dafür ist es allerdings nötig, entweder langfristig zu fasten oder aber mindestens in den Intervallen 16:8 zu fasten. In der Regel lassen sich allerdings schon Ergebnisse in diesem Bereich erzielen, wenn mindestens sechsunddreißig Stunden pro Woche trockengefastet wird.

Insofern können Sie, falls Sie an einer chronischen Krankheiten leider oder dieser vorbeugen wollen, das Trockenfasten als Chance sehen, ohne chronische Krankheiten zu leben oder Ihre Schmerzen langfristig zu lindern.

DIE IMMUNITÄT VOR INFEKTIONEN

Trockenfasten gilt als Wundermittel, um Infektionen vorzubeugen. Dies liegt ebenfalls daran, dass die krankheitserregenden pathogenen Bakterien während des Trockenfastens an Wassermangel sterben. Außerdem ist die Autophagie entscheidend für die Stärkung des Immunsystems, da die Zellen so schneller erneuert oder repariert werden. Auch dieser Vorteil ist wissenschaftlich bestätigt. Allerdings machen die Wissenschaftler auch darauf aufmerksam, dass dies nun nicht heißt, dass Fastende gar nicht mehr an Infektionen erkranken können. Dies ist trotzdem noch möglich, allerdings ist die Wahrscheinlichkeit für die Fastenden geringer, eine Infektion zu bekommen. Trotzdem erscheint das Trockenfasten vor allem für diejenigen relevant, die häufig an Infektionen leiden und sich deswegen mehr vor diesen schützen wollen, oder auch nur einfach für die, die gern ein besseres und gestärktes Immunsystem hätten.

DIE VERJÜNGUNG UND DIE VERBESSERUNG DER HAUT

Dieser Aspekt hängt ebenfalls mit der geringeren Anzahl von Entzündungsbotenstoffen zusammen, da Unreinheiten der Haut, wie Pickel, durch Entzündungen entstehen. Wichtig für ein verbessertes Hautbild ist aber auch die Hemmung des Wachstumshormons IGF-1 in der Leber, was schon während des Intervallfastens der 16:8-Methode stattfindet. Sie müssen also nicht langfristig fasten, um von diesem Vorteil profitieren zu können. Bei regelmäßigen Mahlzeiten und konstanter Flüssigkeitszufuhr des Körpers wird dieses Hormon nämlich regelmäßig und auch vor allem im Überfluss gebildet, weshalb Pickel und andere Unreinheiten in der Haut entstehen. Diese gehen dann allerdings nicht auf Entzündungen zurück, sondern sind hormonell bedingt.

Für einen Anti-Aging-Effekt der Haut trägt die Zellerneuerung im Zuge der Autophagie bei, welche für einen strahlenden Teint durch jüngere Hautzellen im Gesicht führt. So schwören selbst Hollywood-Stars auf das Intervallfasten für ein jüngeres und verbessertes Hautbild, wie Jennifer Aniston, Jennifer Lopez und Reese Witherspoon.

Weitere Tipps für ein verbessertes und jüngeres Hautbild: Trinken Sie in Ihren Essens- und Trinkphasen ausreichend Wasser, am besten zwei bis drei Liter, um die Zellen für ihre bevorstehende Regeneration zu unterstützen. In diesen Phasen sollten Sie es dann allerdings vermeiden, Alkohol zu konsumieren, da dieser Ihrer Haut Feuchtigkeit entzieht. Versuchen Sie außerdem, regelmäßig Sport zu treiben und genügend Sauerstoff zu sich zu nehmen, da dies ebenfalls die Zellerneuerung fördert.

DIE ERHÖHTE ANZAHL AN NEU- RONALEN VERKNÜPFUNGEN IM GEHIRN

Dieser Vorteil wird Sie vielleicht ein bisschen erstaunen, doch es ist tatsächlich wahr. Während des Trockenfastens ist Ihr Gehirn leistungs- und aufnahmefähiger. Sie hätten das Gegenteil vermutet, oder?

Diese erhöhte Anzahl an neuronalen Verknüpfungen im Gehirn während des Trockenfastens geht zum einen darauf zurück, dass ab einem Zeitpunkt von ca. vierundzwanzig Stunden nach der letzten Mahlzeit Ketone gebildet werden, die dem Körper dabei helfen, die benötigte Energie aus Fetten zu gewinnen. Diese Energiegewinnung hat den Vorteil, dass das Gehirn die aus den Fetten gewonnene Energie schneller verarbeiten an.

Das ist aber nicht alles. Bei einer Studie, die an Teilnehmern des Fastenmonats Ramadan durchgeführt worden ist, stellten Wissenschaftler ebenfalls fest, dass die Teilnehmer während ihrer Fastenphase einen erhöhten Wert des Neurotrophins BDNF (Abkürzung für brain-derived neurotrophic factor) aufwiesen. Bei diesem Neurotrophin handelt es sich um ein Protein, welches das Wachstum und auch das Überleben von den Neuronen im Gehirn fördert. Sprich: Das Neurotrophin BDNF verhilft zu mehr Aufnahme- und Leistungsfähigkeit des Gehirns.

Vor allem von einer Produktion des Neurotrophins BDNF können Sie schon beim

Intervallfasten profitieren. Wollen Sie aber auch, dass Ihr Körper auf die Energiegewinnung durch Fette umsteigt, müssen Sie langfristiges Trockenfasten praktizieren, da dieser Prozess erst nach einigen Tagen nach der letzten Mahlzeit in Ihrem Körper stattfindet.

DIE BLUTREINIGUNG

Wollten Sie schon immer mal Ihr Blut reinigen lassen und kannten aber einfach keine passende Möglichkeit? Das Trockenfasten hilft Ihnen genau dabei, wo früher noch auf das Aderlassen geschworen wurde.

Da beim Trockenfasten keine externen Flüssigkeiten, wie süße Getränke, in den Körper gelangen, durchläuft immer wieder aufs Neue das gleiche Blut, auch in der gleichen Zusammensetzung, den Kreislauf des Körpers. Deswegen wird dieses Blut mehrmals mithilfe der Organe gefiltert und gereinigt, bis es, am Ende der Fastenphase, merklich gereinigt ist.

Für diejenigen, die bis jetzt vielleicht noch keine Gedanken an eine Blutreinigung verschwendet haben, sind hier einige Gründe, weshalb diese wirklich sinnvoll ist: Zum einen trägt eine Blutreinigung gleichzeitig zur Entschlackung und Erfrischung von Muskelgeweben, Organen und Gelenken bei. Zum anderen wird der ganze Körper dadurch jünger und fitter. Eine Blutreinigung kommt somit einer ganzheitlichen Vorsorge Ihres Körpers gleich.

Ein Tipp: Falls Sie nun auf den Geschmack gekommen sind und von den Vorteilen der Blutreinigung profitieren wollen, gibt es auch Hausmittel, die Sie dabei während Ihrer Essens- und Trinkphasen unterstützen. Zu diesen alltäglichen Wundermitteln zählen: Knoblauch, Rote Bete, Salbei, Holunder und Brennnessel. Somit können Sie Ihren Organismus abgesehen von der Fastenphase bei der Blutreinigung noch unterstützen, wenn Sie beispielsweise regelmäßig Brennnessel- oder Salbeitee trinken oder Knoblauch und Rote Bete essen.

DIE ERHOLUNG DER ORGANE WÄHREND DER FASTENPHASE

Wie schon deutlich geworden sein sollte, erholen sich die Organe des Trockenfastens zum einen aufgrund der Blutreinigung. Es kommt aber auch noch hinzu, dass diese sich erholen, weil keine Nahrung und auch keine Flüssigkeiten verarbeitet werden müssen. Denn selbst, wenn Sie fast nur Wasser trinken, ist es trotzdem gut für die Organe, auch eine Pause von der Flüssigkeitszufuhr zu bekommen, da das Wasser teilweise nicht die am besten geeignete Flüssigkeit für den Körper ist. Für die vielen Prozesse, die Tag für Tag im Körper ablaufen, benötigt dieser nämlich sehr klare, organische und saubere Flüssigkeiten. Deswegen muss jede Flüssigkeit, die in Ihren Körper gelangt, erst mal eine ganze Etappe an Reinigungen durchlaufen, bis diese vom Körper wirklich verwendet werden kann.

Wenn Sie also Trockenfasten und somit auf diese Flüssigkeitszufuhr verzichten, muss Ihr Körper sich nicht um deren Reinigung kümmern und hat somit Zeit für andere Prozesse. Zu diesen Prozessen zähen beispielsweise die schon genannte Bekämpfung von Entzündungen, aber auch von Tumoren, oder auch das Entschlacken von Rückständen. Insofern biete das Trockenfasten Ihrem Körper die Möglichkeit, sich eine Erholung von diesen alltäglichen Prozessen zu nehmen und sich dafür um andere, aber ebenfalls wichtige Prozesse, die ansonsten vernachlässigt würden, zu kümmern.

MENTALE STÄRKUNG UND EIN VERBESSERTES SELBSTWERTGEFÜHL

Diese beiden Vorteile resultieren vor allem aus den schon genannten Vorteilen, aber trotzdem sollten sie noch einmal extra aufgeführt werden. Eventuell fühlen Sie sich manchmal etwas unbehaglich in Ihrem Körper. Falls dies der Fall ist, merken Sie manchmal wahrscheinlich auch, dass Sie sich in einigen, teilweise auch banalen, Situationen unsicher fühlen. Stellen Sie sich nun vor, Sie fangen an mit dem Trockenfasten an und stellen nach einem Monat erste Erfolge fest. In nur einem Monat haben Sie an Gewicht verloren, sind fitter geworden, aufnahmefähiger und haben ein sichtlich verbessertes Hautbild. Bei diesen positiven Veränderungen erscheint es nur logisch, dass Sie sich gleichzeitig auch viel wohler in Ihrem Körper fühlen, aber auch mehr Energie für Aktivitäten in Ihrer Freizeit haben. All das kann zur

Verbesserung Ihrer Lebensqualität beitragen und Ihnen dadurch zu einem selbstbewussteren Auftreten und einem positiven Mindset verhelfen. Gleichzeitig lernen Sie auch, Dinge bewusster wahrzunehmen und zu schätzen. Dies fängt vor allen mit der Nahrung und den Getränken an, da Sie aufgrund des Verzichts während der Fastenphasen wirklich lernen, diese beiden Güter, die normalerweise doch so selbstverständlich scheinen, wirklich zu schätzen.

Rundum kann das Trockenfasten Ihnen also dabei helfen, sich selbst und Ihre Umwelt viel bewusster wahrzunehmen und auch schätzen zu lernen.

Das sollten Sie für sich aus diesem Kapitel mitnehmen:

o Das regelmäßige Trockenfasten, sei es in Intervallen oder langfristig, kann Ihnen dabei helfen, Gewicht zu verlieren, da beim Trockenfasten die körpereigenen Fett- und Glukosespeicher aufgebraucht werden, um Energie für die lebensnotwendigen Prozesse zu gewinnen. Dieser Effekt schwächt allerdings nach einiger Zeit ab, weshalb es wichtig ist, dass Sie sich und Ihren Körper nicht zu sehr unter Druck setzen.

o Da der Insulinspiegel während des Trockenfastens stetig gering ist, kann das Trockenfasten Sie entweder bei der Behandlung von Diabetes-Typ-2 unterstützen oder Sie bekommen mithilfe des Trockenfastens die Möglichkeit, diesem Diabetes-Typen aktiv vorzubeugen.

o Außerdem befindet sich während des Trockenfastens wenig Wasser im Kreislauf des Körpers, weshalb dieser zum einen weniger Entzündungsbotenstoffe aufweist, durch die Entzündungen entstehen, und zum anderen krankheitserregende pathogene Bakterien sterben, was der Vorsorge gegen chronische Krankheiten dient. Außerdem haben Infektionen weniger die Chance, sich in Ihrem Körper auszubreiten und Ihr Immunsystem zu schwächen.

o Aufgrund der Autophagie und der damit zusammenhängenden stetigen Zellerneuerung kann Ihre Haut deutlich jünger und gesünder aussehen. Da außerdem kaum Entzündungen während des Trockenfastens entstehen und das Wachstumshormon IGF-1 weniger produziert wird, entstehen ebenfalls weniger Unreinheiten und Hautirritationen.

o Es kann außerdem vorkommen, dass Sie sich während Ihrer Fastenphase leistungs- und aufnahmefähiger fühlen, da in dieser Zeit die Energie aus Fetten gewonnen wird, welche sich besser vom Gehirn verarbeiten lässt, und das Neurotrophin BDNF vermehrt produziert wird, das das Wachstum von Neuronen im Gehirn fördert.

o Während der Fastenphase wird außerdem Ihr Blut auf natürliche Art und Weise gereinigt und Ihre Organe bekommen eine Pause von der Reinigung von Nahrung und Getränken, weshalb diese sich auf andere, aber ebenfalls wichtige Prozesse fokussieren können. Dazu zählen die Bekämpfung von Tumoren und Entzündungen und die Entschlackung von Rückständen.

o All diese Vorteile tragen zu Ihrem eigenen Selbstwertgefühl und damit auch zur Stärkung Ihrer Mentalität bei. Wichtig ist es aber trotzdem, dass Sie sich selbst und Ihren Körper in keiner Form zu sehr unter Druck setzen, um einen dieser Vorteile zu erreichen.

Wie genau ist der Ablauf des Trockenfastens?

Nachdem in den vorherigen Kapiteln vermehrt auf die theoretischen Aspekte des Trockenfastens eingegangen wurde, widmen wir uns in diesem Kapitel endlich der Praxis. Dafür sind die folgenden Kapitel in die einzelnen Phasen, die für die Fastenzeit entscheidend sind, unterteilt, also in Vorbereitung, die eigentliche Fastenphase und das Fastenende. Am Ende dieses Kapitels folgt außerdem ein Erfahrungsbericht einer jungen Frau, die Sie exklusiv an ihren eigenen persönlichen Erfahrungen teilhaben lässt und Ihnen dabei vielleicht den einen oder anderen Tipp gibt oder bei der Motivation helfen kann. Denn: Für das Trockenfasten benötigen Sie mehr als einfach nur den Willen, abzunehmen und einen gesünderen Körper zu bekommen. Das Trockenfasten kann und wird, zumindest die meisten von Ihnen, Sie vor eine richtige Herausforderung stellen. Deswegen ist es wichtig, die eigenen Grenzen zu kennen und diese nicht zu überschreiten, denn das Trockenfasten kann unter Umständen auch Risiken beinhalten. Wie Sie diese Risiken erkennen und dann am besten handeln, finden Sie ebenfalls in diesem Kapitel des Ratgebers.

EINE OPTIMALE VORBEREITUNG

Um optimale Ergebnisse erzielen zu können, indem der Körper gut auf die Fastenphase vorbereitet ist, ist diese Phase fast entscheidender als die eigentliche Fastenphase. Wie Sie es schon aus anderen Bereichen des Lebens kennen, ist die Vorbereitung nämlich das A und O. Aber wie bereitet man sich nun am besten auf das Trockenfasten vor?

Es ist ratsam, wenn Sie eine langfristige Fastenphase organisieren, abends eine letzte Mahlzeit mit Getränken zu sich zu nehmen, um dann mit einer intermittierenden Fastenphase zu starten, welche nach den gewohnten vierzehn Stunden in eine langfristige Fastenphase übergeht. Dies hat den einfachen Vorteil, dass mit intermittierenden Fasten gestartet werden kann, welches sich selbst und dem Körper noch nicht so schwerfällt, wie es das langfristige Fasten kann.

Wenn Sie außerdem Probleme während der Fastenphase vermeiden wollen, sollten Sie in Ihrer Vorbereitungszeit auf Ihre Ernährung achten und viel Wasser trinken, da der Körper für einen langen und auch ungewohnten Zeitraum auf Wasser verzichten muss. Zu den Lebensmitteln, die Sie auf jeden Fall zur Vorbereitung zu sich nehmen sollten, zählen Sprossen, Gemüse, heilende Tees und grüne Säfte. Auf zu viele gesättigte Fette und Koffein sollte mindestens eine Woche vor der Fastenphase verzichtet werden, wenn Sie eine langfristige Fastenphase planen.

Vor allem Koffein kann nämlich während der Fastenphase zu Probleme führen, die Ihnen und Ihrem Körper die Motivation am Fasten nehmen können. Dies liegt daran, dass Ihr Körper sich dann zu sehr an das Koffein gewöhnt hat und während der Fastenphase einen Koffein-Entzug durchmacht. Dies kann sich durch Gereiztheit, Kopfschmerzen und teilweise auch als leichten Schwindel bemerkbar machen. Allgemein gilt es, alles, was diese Symptome verursachen kann, zu vermeiden, da diese auch vom Körper genutzt werden, um Ihnen während des Fastens mitzuteilen, dass etwas nicht stimmt. Somit kann es also passieren, dass Ihr Körper sich während des Fastens eigentlich noch ganz fit fühlt, Sie aber trotzdem wegen des Koffein-Entzuges an Kopfschmerzen leiden und das Fasten deswegen frühzeitig abbrechen. Das wäre doch wirklich schade und vor allem lässt es sich so einfach vermeiden.

Für Ihre Gesundheit kann es außerdem noch hilfreich sein, wenn Sie in dieser Vorbereitungszeit einen Einlauf machen. Für diejenigen, die jetzt vielleicht nicht direkt wissen, was damit gemeint ist, folgt eine kurze Erklärung: Bei einem Einlauf handelt es sich um eine Methode, bei der die

Betroffenen Flüssigkeiten in den After leiten. Dies hat den Vorteil, dass die Ausscheidungen, welche sich noch im Enddarm befinden, aufgeweicht und abgeführt werden. Für Sie bedeutet das, dass sich während des Fastens keine Toxine in Ihrem Körper freisetzen. Diese Toxine verursachen Kopfschmerzen, Müdigkeit und leichter Schwindel, also alles Symptome, die Ihnen das Fasten erschweren können. Falls Sie den Gedanken eines Ablaufes ein wenig befremdlich finden, probieren Sie das Fasten ruhig ohne aus. Stellen Sie dann aber fest, dass Sie unter genau diesen Symptomen leiden, vor allem gegen Nachmittag und Abend, sollten Sie es für die nächste Fastenphase auf jeden Fall einmal ausprobieren. Die dafür benötigten Einlauf-Kits können nämlich ganz einfach in der Apotheke Ihres Vertrauens oder dem Internet erworben werden.

Die Auswahl eines passenden Fastenzeit-Raumes

Dieser Aspekt der Vorbereitung erscheint Ihnen vielleicht zu Beginn ein wenig trivial, jedoch ist es wirklich wichtig, sich auf einen passenden Zeitraum für das Fasten festzulegen. Dies hat den ganz einfachen Hintergrund, dass Stress so vermieden werden kann und Sie sich wirklich voll und ganz auf die Erfahrung des Fastens und Ihren eigenen Körper konzentrieren können.

Dieser Aspekt scheint allerdings bei den intermittierenden und dem Trockenfasten als Intervallfasten nicht so relevant. Das liegt daran, dass diese beiden Fastentypen sich meistens gut in den gewohnten Alltag integrieren lassen und flexibler sind, als es das langfristige Trockenfasten ist. Trotzdem sollten Sie auch bei diesen beiden Fastentypen schauen, wie sie sich am besten in Ihren Alltag integrieren lassen, und gegebenenfalls ein bisschen herumprobieren, bis Sie die ideale Lösung für sich selbst und Ihren Körper gefunden haben. Dies hängt allerdings auch mit Entscheidungen zusammen, die Ihren Alltag verändern können, wie das Frühstück wegzulassen und erst wieder mit dem Mittagessen zu beginnen etc.

Vor allem beim langfristigen Trockenfasten kann es unter Umständen allerdings schwierig sein, diesen angemessen in den Alltag zu integrieren. Deswegen ist es wichtig, dass Sie einen Zeitraum wählen, an dem Sie sich und Ihren Körper nicht zu sehr beanspruchen müssen, beispielsweise durch zu viel Stress im Job oder Extremsport. Vielleicht sollten Sie, gerade um das Trockenfasten erst mal auszuprobieren, ein freies Wochenende wählen, um die Möglichkeit zu haben, sich wirklich voll und ganz auf diese Erfahrung einzulassen und mit sich selbst und Ihrem Körper in Einklang stehen zu können.

Ein weiterer Tipp, der Ihnen die Fastenzeit deutlich erleichtern kann: Lassen Sie diesen von Ihnen ausgewählten Fastenzeitraum am besten auch Ihren Freunden, der Familie und Bekannten zukommen. Dies hat nicht nur den Vorteil, dass Sie sich mit ihnen über das Fasten austauschen können, sondern auch, dass Sie nicht in Versuchung geführt werden, indem Ihre Freunde Sie beispielsweise auf eine Pizza bei Ihrem Lieblingsitaliener einladen oder Ihre Eltern Ihnen ständig von ihrer letzten Mahlzeit vorschwärmen. Dieser Aspekt setzt natürlich voraus, dass diese Personen Sie auch wirklich bei Ihrer Fastenphase unterstützen wollen und Verständnis aufbringen; sollte dies allerdings nicht der Fall sein, machen Sie deutlich, wie wichtig es Ihnen ist und wie sehr Sie auf Unterstützung hoffen. Dann sollten Sie diese Unterstützung und eventuell auch noch kleinere Hilfestellungen bekommen. Und die nächste Pizza läuft Ihnen ja nicht weg, sie muss nur ein bisschen warten.

Ein weiterer Tipp: Falls Sie noch nie vorher trockengefastet haben, ergibt es für Sie Sinn, wenn Sie das Intervall der Fastenphasen erst einmal auf einmal im Monat beschränken. Dies gibt Ihnen die Möglichkeit, sich und Ihren Körper erst mal langsam an das Fasten zu gewöhnen. Wenn Sie sich nach einigen Monaten sicher fühlen, erscheint es durchaus als sinnvoll, ein anderes Intervall zu wählen. Erst, wenn Sie öfter trockengefastet haben und sich dabei sicher und auch in Ihrem Körper wohlfühlen, ist es ratsam, einmal in der Woche das Trockenfasten zu praktizieren. Aber vorsichtig: Idealerweise wird nur im Winter wirklich trockengefastet, da dies aufgrund der Temperaturen einfacher für Sie ist und vor allem auch nicht so schädlich für Ihren Körper. Im Sommer sollten Sie deswegen überlegen, ob Sie nicht nur vierundzwanzig Stunden fasten wollen oder alternativ Wasser während der Fastenphase zu sich zu nehmen, um gesundheitliche Probleme zu vermeiden, da Ihrem Körper im Sommer aufgrund des Schwitzens ständig Wasser entzogen wird.

Ein langsamer Übergang in die Fastenphase
Dieser Aspekt geht vor allem mit Lebensmitteln, die vor der Fastenphase gegessen werden sollten, einher, wird aber trotzdem noch einmal extra im folgenden Unterkapitel thematisiert. Dieser Schritt ist essenziell, um sich und den eigenen Körper gut auf die bevorstehende Trockenfastenphase vorzubereiten.

Wie schon thematisiert worden ist, gibt es Lebensmittel und Getränke, die Ihnen und Ihrem Körper dabei helfen können, sich auf die bevorstehende Fastenphase vorzubereiten, und solche, die Ihnen die Fastenzeit wirklich erschweren können. Um diese Ihnen noch mal in Erinnerung zu rufen: Grüne Säfte, entgiftende Tees, Sprossen, Gemüse und Obst sollten Sie ausreichend in den Tagen vor Ihrer geplanten Fastenphase zu sich nehmen; auf Koffein, Schwerverdauliches und gesättigte Fette sollten Sie hingegen verzichten. Diese würden Sie und Ihren Körper nur unnütz während der Fastenphase beanspruchen und können außerdem zu Risiken wie Kopfschmerzen, leichtem Schwindel und Müdigkeit führen. Etwas, dass Sie sich für Ihre Vorbereitung aufs Trockenfasten also auf jeden Fall merken sollten: Verzichten Sie auf

Ungesundes und ernähren Sie sich so gesund wie nur möglich. Dies hat auch den Vorteil, dass sich weniger Toxine in Ihrem Darm befinden und ein Einlauf deswegen gegebenenfalls für Sie überflüssig wird.

Außerdem ist es auch wichtig, dass Sie genug Wasser in den Tagen vor dem Trockenfasten zu sich nehmen. Aber wie genau stellen Sie fest, dass Sie auch wirklich genug Wasser getrunken haben? Ganz einfach: Überprüfen Sie unmittelbar vor der geplanten Fastenphase Ihren Urin. Ist dieser klar, ist das ein Zeichen für Sie, dass Sie sich, im Hinblick auf Ihren Wasservorrat, optimal auf die Fastenphase vorbereitet haben und zumindest in diesem Zusammenhang keine Nebenwirkungen zu erwarten haben.

Das sollten Sie für sich aus diesem Kapitel mitnehmen:

o Die Vorbereitung auf die Fastenphase ist das A und O. Am besten nehmen Sie als letzte Mahlzeit das Abendessen zu sich, um mit einer intermittierenden Fastenphase zu starten und dann in das langfristige Fasten überzugehen.

o Bei den letzten Mahlzeiten und Getränken vor der Fastenphase ist es wichtig, dass Sie sich vor allem gesund ernähren und Lebensmittel und Getränke, wie Obst, Gemüse, Sprossen, entgiftende Tees und grüne Säfte, zu sich nehmen. Auf Koffein und gesättigte Fette sollten Sie hingegen verzichten.

o Trinken Sie ausreichend Wasser vor Ihrer bevorstehenden Fastenphase. Ist Ihr Urin klar, können Sie sich sicher sein, dass Sie genug Wasser zu sich genommen haben.

o Unter Umständen kann es für Sie sinnvoll sein, einen Einlauf zu machen, damit sich weniger Toxine in Ihrem Enddarm befinden, die Ihnen in Ihrer Fastenphase ansonsten unnütze Probleme bereiten würden.

o Wählen Sie einen Fastenzeitraum, in dem Sie sich und Ihren Körper nicht zu sehr beanspruchen müssen. Lassen Sie diesen außerdem am besten auch den Menschen in Ihrem Umfeld zukommen, damit diese Sie zum einen unterstützen können und zum anderen auch nicht in Versuchung führen, das Fasten zu brechen.

o Im Sommer sollten Sie am besten trotz Fastenphasen Wasser zu sich nehmen, da der Körper aufgrund der hohen Temperaturen mehr Wasser benötigt. Nur im Winter lässt sich das Trockenfasten im strengen Sinne ohne Bedenken praktizieren.

WÄHREND DES FASTENS

Sie haben sich und Ihren Körper in Ihrer Vorbereitungsphase nun optimal vorbereitet, deswegen geht es jetzt an das Eingemachte. Ihnen steht nun die eigentliche Herausforderung bevor: die Fastenphase. Aber halb so wild, gemeinsam schaffen wir das! Rufen Sie sich dabei ins Gedächtnis, dass nicht immer alles glatt laufen kann und es deswegen keine Schande ist, wenn beim ersten oder auch beim fünften Mal nicht alles wie geplant läuft. Wichtig ist lediglich, dass es Ihnen und Ihrem Körper gut geht.

Nachdem Sie sich also den optimalen Zeitraum für Ihre Fastenphase rausgesucht, sich gesund ernährt, einen Einlauf gemacht, Ihr Umfeld über das Fasten aufgeklärt und ausreichend Wasser zu sich genommen haben, geht es los. Wahrscheinlich wird Ihre größte Sorge dabei sein, wie

Sie es für die nächsten Tage aushalten sollen, auf Essen und Getränke zu verzichten. Dies kann wirklich zu einer Herausforderung führen, muss aber nicht. Ein geregelter Tagesablauf während der Fastenphase und die Konzentration auf sich selbst und den eigenen Körper können schon helfen. Denn: Wichtig ist es nur, dass Sie sich in Ihrem Körper wohlfühlen und gegebenenfalls auch die Signale Ihres Körpers richtig erkennen, falls die Fastenphase Ihnen doch nicht so guttut, wie Sie es dachten. Deswegen lernen Sie in diesem Kapitel nicht nur, wie Sie es am besten durch die Fastenphase schaffen, sondern auch, welche Signale Ihr Körper Ihnen dabei senden kann und wie Sie dann am besten reagieren sollten, damit Sie keine gesundheitlichen Probleme während und auch nach dem Fasten bekommen.

Konzentration auf den eigenen Körper
Während der Fastenphase haben Sie die Möglichkeit, sich Ihrem eigenen Körper näher zu fühlen und einen klaren Kopf zu bekommen. Deswegen wird das Fasten ja auch oftmals aus spirituellen Gründen praktiziert. Sie können also wirkliche

Erholung schöpfen und eine Reise mit sich selbst durchleben. Wichtig dabei ist nur, dass Sie keine schwere körperliche Arbeit verrichten. Das könnte Ihrem Körper nicht guttun. Generell haben Sie während der Fastenphase auch nicht so viel Energie, da Ihr Körper keine Nahrung und auch keine Flüssigkeiten aufnimmt, aus denen er Energie gewinnen kann. Ein Nebeneffekt kann somit auch sein, dass Sie nicht so viel Schlaf benötigen wie normalerweise. Deswegen sollten Sie neben schwerer körperliche Arbeit auch auf anstrengenden Sport verzichten. Während Ihrer Fastenphase kann Ihr Körper diesen Strapazen nicht standhalten.

Dinge, mit denen Sie sich stattdessen beschäftigen sollten, sind leichte Tätigkeiten, wie etwa lesen.

Begreifen Sie das Trockenfasten also gleichzeitig als Chance, das Buch, welches Sie schon so lange endlich mal lesen wollten, aber bis jetzt immer noch nicht dazu gekommen sind, zu lesen. Falls Sie allerdings nicht so der Lesefreund sind, können Sie ansonsten leichten körperlichen Aktivitäten nachgehen. Dazu zählen vor allem Yoga, Meditation oder auch Sparziergänge in einem gemächlichen Tempo. Vor allem auch Yoga- und Meditationsübungen können Ihnen zu einem klaren Verstand verhelfen und Ihr Band zwischen Geist und Körper stärken. Falls Sie allerdings bis jetzt noch nie etwas in dieser Richtung probiert haben, finden Sie im Internet hilfreiche Anleitungen und Übungen, um Yoga und Mediation in den eigenen vier Wänden problemlos durchführen zu können.

Sind Sie aber eher der Typ für Gruppenaktivitäten, gibt es auch im Internet Informationen zu Yoga- oder Meditationsgruppen in Ihrer Umgebung. Aber wie gesagt, gibt es auch noch andere Möglichkeiten, um sich die Zeit während der Fastenphase zu vertreiben. Schnappen Sie sich einfach eine Jacke und Schuhe und erkunden Sie Ihre Umgebung ganz neu. Während des Fastens können Sie sich selbst und Ihre Umwelt ganz anders wahrnehmen. Sie bekommen also eine ganz neue Möglichkeit, die Natur zu sehen und sie zu begreifen. Und auch erfrischende Spaziergänge in der Natur haben den positiven Nebeneffekt, dass sie den Verstand und den Geist reinigen. Deswegen nur Mut: Versuchen Sie neue Dinge, die Ihnen, Ihrem Verstand und Ihrem Geist helfen können.

Achtung vor diesen möglichen Nebenwirkungen
Neben all diesen Aktivitäten, mit denen Sie sich Ihre Zeit während der Fastenphase vertreiben können, gibt es allerdings auch nicht ganz so schöne Seiten des Trockenfastens. Es können nämlich auch Nebenwirkungen auftreten, die Ihnen Ihre Fastenzeit erschweren können. Wichtig ist es dann vor allem, dass Sie diese Nebenwirkungen erkennen, als solche einordnen und gegebenenfalls Ihre Fastenperiode abbrechen. Es kann sehr schädlich für Sie und Ihren Körper sein, wenn Sie, trotz auftretender Nebenwirkungen Ihre Fastenphase unbedingt noch zu Ende bringen wollen. Deswegen sollten Sie sich vor Ihrer Planung der Fastenphase wirklich Gedanken darüber machen, ob das Trockenfasten wirklich das Richtige für Sie ist.

Für einige Gruppen birgt das Trockenfasten einfach zu viele Risiken. Dazu zählen: Senioren, Kinder, Schwangere, zu dünne Menschen und Menschen, die an starken gesundheitlichen Beeinträchtigungen leiden. Während des Trockenfastens kann es nämlich aufgrund eines Wassermangels des Körpers zur Dehydration kommen. Diese kann unter gewissen Umständen zu schweren

Folgen führen. Zu den Folgen einer Dehydration zählen Herzrasen, Kreislaufschwäche und niedriger Blutdruck.

Falls Sie keiner der eben genannten Gruppe angehören und sich trotzdem für das Trockenfasten entscheiden, lernen Sie im Folgenden, welche Nebenwirkungen auftreten können und wie Sie diese am besten erkennen. Erkennen Sie während des Trockenfastens mehrere dieser Symptome, sollten Sie sofort Ihre Fastenphase abbrechen und Wasser zu sich nehmen. Sollten diese Symptome allerdings anhalten und nach einiger Zeit nicht wieder von allein verschwinden, sollten Sie auf jeden Fall einen Arzt aufsuchen.

Trockener Mund und Zunge

Ein trockener Mund in Kombination mit einer ebenfalls getrockneten Zunge gehören zu den ersten Anzeichen einer Dehydration. Sie kennen beide Symptome wahrscheinlich schon aus der Sommerzeit. Dann wissen Sie aber auch, dass schon einer kleiner Schluck Wasser eine enorme Wirkung haben kann. Also auch hier: Bemerken Sie während des Trockenfastens die beiden

Symptome, nehmen Sie lieber unverzüglich Wasser zu sich, um Schlimmeres zu vermeiden.

Konzentrationsschwäche
Wie wir in den vorherigen Kapiteln schon gelernt haben, können Fastende sich eigentlich deutlich besser während der Fastenphase konzentrieren. Deswegen sollten Sie in Alarmbereitschaft sein, falls dies während Ihrer Fastenperiode nicht der Fall ist. Dann liegt es nämlich nahe, dass bei Ihnen und Ihrem Körper etwas nicht in Ordnung ist und Sie an einer Dehydration leiden. Am besten nehmen Sie auch dann Flüssigkeiten zu sich, vermeiden schwere körperliche Arbeit und ruhen sich aus. In den meisten Fällen sollte es Ihnen dann schon nach einer kurzen Ruhephase oder einem Schläfchen und einem großen Schluck Wasser wieder besser gehen und Sie können trotzdem wie gewohnt fasten. Hält diese Konzentrationsschwäche allerdings weiter an, sollten Sie die Fastenphase sofort unterbrechen und ausreichend Wasser und auch Schonkost zu sich nehmen.

Kopfschmerzen

Kopfschmerzen sollten ebenfalls nicht während des Trockenfastens auftreten. Sie treten relativ früh auf, wenn Betroffene an einer Dehydration leiden, und zählen auch zu den am häufigsten auftretenden Beschwerden. Vor allem, wenn Sie Kopfschmerzen am Nachmittag und in den Abendstunden bemerken, können Sie davon ausgehen, an einer Dehydration zu leiden. Treten außerdem auch die beiden Symptome Konzentrationsschwierigkeiten und Müdigkeit auf, sollten Sie spätestens dann Wasser trinken, denn diese drei Symptome zählen zu den häufigsten Vorboten einer Dehydration.

Spröde und rissige Lippen

Auch diese Symptome kennen Sie wahrscheinlich schon und ordnen diese vielleicht nicht auf den ersten Blick einer Dehydration zu, da die meisten Menschen gerade in der Winterzeit mit spröden und rissigen Lippen zu kämpfen haben. Trotzdem sollten auch diese Symptome eigentlich nicht während des Fastens auftreten. Deshalb sollten Sie, gerade in Kombination mit den anderen Symptomen, bei spröden und rissigen Lippen

Wasser zu sich nehmen und gegebenenfalls die Trockenfastenphase sofort abbrechen.

Dunkler Urin

Generell ist es ratsam, wenn Sie vor und während der Fastenphase Ihren Urin kontrollieren, egal, ob die anderen Symptome bei Ihnen auftreten oder nicht. Zu Beginn dieses Kapitels haben wir schon geklärt, dass klarer Urin ein Zeichen dafür ist, dass sich genügend Wasser in Ihrem Körper befindet und Sie die Fastenphase starten können. Verfärbt Ihr Urin sich allerdings während der Fastenphase hin zu einem sehr dunklen Gelb, ist dies ein Zeichen für Sie, dass sich in Ihrem Körper nicht genügend Wasser befindet.

Schwindel

Zu den typischen Anzeichen von Wassermangel zählt ebenfalls Schwindel. Nehmen Sie Kreislaufschwäche oder auch ein Schwindelgefühl wahr, sollten Sie sich schnellstmöglich ausruhen und Wasser zu sich nehmen, um Ihren Kreislauf zu stabilisieren.

Müdigkeit in Kombination mit Schwäche

Da die meisten während Ihrer Fastenphase sowieso weniger schlafen, werden diese Symptome meistens gar nicht in einem Zusammenhang mit einer Dehydration gesehen. Trotzdem sollten Sie auch auf wirklich extreme Müdigkeit und Schwäche achten, da auch sie mit einer Dehydration zusammengehören. Meistens treten allerdings nicht nur diese beiden Symptome allein auf, was es Ihnen erleichtern sollte, eine Dehydration wirklich eindeutig erkennen zu können.

Das sollten Sie für sich aus diesem Kapitel mitnehmen:

o Während des Trockenfastens sollten keine schweren körperlichen Aktivitäten verrichtet werden. Nutzen Sie die Zeit lieber für Mediations- und Yogaübungen oder Spaziergänge in der Natur. Diese Aktivitäten helfen Ihnen auch, einen klaren Verstand zu gewinnen und Ihren Körper und Ihren Geist zu vereinen.

o Wenn Sie zu einer dieser Gruppen gehören, sollten Sie lieber nicht trockenfasten:

⇒ Senioren

⇒ Kinder

⇒ Schwangere

⇒ zu dünne Menschen

⇒ Menschen, die an starken gesundheitlichen Beeinträchtigungen leiden

o Falls Sie zu keiner dieser Gruppen gehören und sich für das Trockenfasten entscheiden, sollten Sie während Ihrer Fastenphasen auf diese Symptome achten, da Sie Anzeichen einer Dehydration sein können:

⇒ Trockener Mund und Zunge

⇒ Konzentrationsschwäche

⇒ Kopfschmerzen

⇒ Spröde und rissige Lippen

⇒ Dunkler Urin

⇒ Schwindel

⇒ Müdigkeit in Kombination mit Schwäche

o Treten diese Symptome bei Ihnen auf, sollten Sie das Trockenfasten sofort unterbrechen und gegebenenfalls einen Arzt aufsuchen, um langfristige Schäden zu vermeiden.

DAS FASTENENDE

Sie haben es nun fast geschafft! Sie befinden sich am Ende Ihrer ersten Fastenphase und freuen sich eventuell schon darauf, endlich wieder Ihr Leibgericht genießen und dabei ein leckeres Bier oder einen Wein trinken zu können. Aber vorsichtig! Ebenso, wie ein schonender Übergang in die Fastenphase wichtig ist, ist auch ein schonender Übergang wieder hin zu Ihrem gewohnten Essverhalten von enormer Bedeutung für Ihren Körper. Falls Sie also dachten, dass Sie sofort wieder so essen können, wie Sie es vor Ihrer Vorbereitungsphase getan haben, muss ich Sie leider enttäuschen. Bis Sie wieder zu Ihrem gewohnten Essverhalten übergehen können, wird es noch einige Tage dauern, aber dafür wird es sich umso besser anfühlen. Denn, wie sagt man so schön: Vorfreude ist die beste Freude.

Deswegen werden Sie in diesem Kapitel lernen, wie Sie den Übergang aus der Fastenphase wieder hin zu Ihrem gewohnten Essverhalten gestalten sollten, um nicht an Nebenwirkungen wie Darmproblemen und Übelkeit zu leiden. Und danach haben Sie es dann geschafft und Sie sind optimal vorbereitet. Die nächste Fastenphase kann also kommen!

Ein schonender Übergang hin zum gewohntem Essverhalten

Nachdem Sie nun für mindestens vierundzwanzig Stunden keine Nahrung zu sich genommen haben, ist es wichtig, nicht direkt wieder zu dem gewohnten Essverhalten überzugehen. Um Ihnen und Ihrem Körper den Übergang zu erleichtern, sollten Sie auf einige Lebensmittel verzichten. Ihr Körper muss sich ja erst einmal wieder an die Aufnahme von Nahrung und Flüssigkeiten gewöhnen. Damit er dies kann, sollten Sie nach der Fastenphase erst einmal auf vorverarbeitete Produkte, wie Fleisch, Eier, Fisch und Milchprodukte verzichten. Lieber sollten Sie nach Ihrer Fastenphase primär nur Wasser als Flüssigkeit für mindestens einen Tag zu sich nehmen. Generell ist auch ratsam, wirklich erst einmal Wasser zu sich zu nehmen und sich in Etappen hin zu Tees und Gemüsesuppen zu steigern.

Erst, wenn Sie sich wieder dazu bereit fühlen und Ihr Körper auch keine Nebenwirkungen aufweist, können Sie beginnen, Lebensmittel mit einem hohen Wassergehalt zu sich zu nehmen, da diese leicht für den Körper verdaulich sind. Auch bei der Nahrung ergibt es dann Sinn, sich nach und nach hin zu schwer verdaulichen Lebensmitteln zu steigern, um negative Reaktionen des Körpers und Unwohlsein zu vermeiden.

Dieser Prozess kann sich gut und gern auch mal über mehr als einen Tag hinauszögern, weshalb es für Sie wichtig ist, sich und Ihren Körper nicht unter Druck zu setzen und auch nicht einfach sofort schwere Kost essen, nur weil Sie die Zeit vielleicht nicht mehr abwarten können. Sie haben es die letzten Tage ja auch geschafft, darauf verzichten zu können, deswegen werden Sie es einen oder zwei Tage mehr auch noch aushalten. Ihr Körper wird es Ihnen danken!

Das sollten Sie für sich aus diesem Kapitel mitnehmen:
o Ein schonender Übergang von der Fastenphase hin zum gewohnten Essverhalten ist ebenso wichtig wie der Übergang in der Vorbereitungsphase. Fangen Sie nicht sofort an, schwere Kost zu essen, sondern steigern Sie sich erst langsam. Trinken Sie erst nur Wasser, dann Tee und später einer

Gemüsebrühe. Vertragen Sie dies, können Sie langsam anfangen, Lebensmittel mit einem hohen Wassergehalt und Salat zu essen.

o Es kann ein paar Tage nach dem Ende der Fastenphase dauern, bis Sie wieder Schwerverdauliches zu sich nehmen können. Wichtig dabei ist es, dass Sie sich und Ihren Körper nicht zu sehr unter Druck setzen und sich wirklich um einen schonenden Übergang bemühen, da Sie ansonsten Magenprobleme und Übelkeit bekommen können.

EIN PERSÖNLICHER ERFAHRUNGSBERICHT

Ein Aspekt, der Ihnen Motivation geben kann, falls Sie mal vorzeitig das Trockenfasten brechen wollen, ist die Gewissheit, dass es anderen Fastenden genauso geht. Deswegen freut es Sie vielleicht zu hören, dass eine junge Frau sich bereit erklärt hat, Sie an ihren Erfahrungen teilhaben zu lassen und Ihnen Tipps zu geben, wie sie immer am Ball geblieben ist.

Insgesamt hat die junge Frau, die anonym bleiben möchte, weswegen sie im Folgenden unter dem Namen Marie genannt wird, über ein Jahr in unterschiedlichen Intervallen gefastet. Anfangen hat Marie im März des Jahres 2020, während des ersten Lockdowns. Im Intervallfasten sah sie eine gute Möglichkeit, ein bisschen Gewicht zu verlieren und bewusster zu leben. Als Hilfe nutze Marie außerdem eine Intervallfasten-App, welche sie an ihre Fastenphasen erinnerte und ihr auch mitteilte, wann wieder Zeit für Nahrung und Getränke war. Außerdem entschied Marie sich für die App, da sie auch die Möglichkeit hatte, Fastenbuddys hinzuzufügen. Darunter werden andere Fastende verstanden, die Lust haben, ihre Erfahrungen und Intervalle mit der Community zu teilen.

Marie fing mit den klassischen 16:8 Intervallen an. Um den Effekt des Abnehmens zu verstärken, machte sie ebenfalls kurze Work-outs in den eigenen vier Wänden, um sich fit zu halten. Diese dauerten insgesamt nie länger als zwanzig Minuten. Sie erinnert sich daran, dass sie sich während der ersten Fastenphasen energiegeladener und fitter fühlte. Trotzdem war es oftmals schwierig für sie, wirklich komplett auf das Wassertrinken zu verzichten. Gerade während der Sommerzeit trank Marie trotz der Fastenzeit Wasser, da sie ansonsten gesundheitliche Schäden befürchtete. Trotzdem versuchte sie aber, immer am Ball zu bleiben und auch verschiedene Intervalle auszuprobieren. Die längste Zeit, die Marie am Stück gefastet hat, waren siebenundzwanzig Stunden. Sie sagt, dass dies ohne Probleme für sie möglich gewesen sei, da sie sich nach und nach immer weiter gesteigert hatte, da sie nach einigen Intervallen auch kein Hungergefühl mehr verspürte.

Ihre Motivation, das Fasten fast ein Jahr zu praktizieren, war es, wie schnell sie selbst Ergebnisse sehen konnte. In dem ersten Monat Intervallfasten verlor Marie ca. acht Kilogramm, indem sie fastete und auf eine Mahlzeit am Tag verzichtete; am Anfang verzichtete sie meistens auf das Frühstück, später zusätzlich auch noch auf das Abendessen.

Als Fazit sagt Marie, dass sie das Trockenfasten für jeden empfehlen kann. Sie macht aber auch darauf aufmerksam, dass wirklich auf die gesundheitlichen Risiken geachtet werden sollte, da auch sie gerade im Sommer teilweise unter Schwindel und Müdigkeit litt. Gerade während dieser Zeiten hat sie oft mit dem Gedanken gespielt, mit dem Trockenfasten aufzuhören; getan hat sie es allerdings erst nach einem Jahr, als sie sich sichtlich wohler in ihrem Körper fühlte. Sie sagt aber auch, dass sie das Trockenfasten in den nächsten Jahren auf jeden Fall wieder anfangen wird.

Das haben Sie in diesem Buch über das Trockenfasten gelernt

Wir sind nun fast am Ende dieses Buches angekommen. Bevor ich Sie aber loslasse und Sie allein Ihren bevorstehenden Fasten-Abenteuern überlasse, rekapitulieren wir noch einmal die vergangenen Kapitel.

Zu Beginn dieses Buches haben wir erst einmal geklärt, was das Trockenfasten eigentlich ist und dass es verschiedene Methoden und Möglichkeiten gibt, um das Trockenfasten zu praktizieren. Dabei sollten Ihnen auf jeden Fall die drei Begriffe des intermittierenden Trockenfasten, des Trockenfastens als Intervallfasten und das langfristige Trockenfasten im Gedächtnis geblieben sein.

Danach ging unsere Reise weiter zu den verschiedenen Prozessen, die während der Fastenphase in den Organismus des Körpers ablaufen. Besonders wichtig waren dabei die Autophagie, das Aufbrauchen des körpereigenen Glukose- und Fettspeichers und die Bildung von Ketonen.

Diese Prozesse verhelfen zu den vielen Vorteilen, die das Trockenfasten zu bieten hat. Allen voran die Gewichtsabnahme, die Verbesserung des Hautbildes, die Entschlackung des Körpers und die Steigerung der mentalen Gesundheit. In dem Kapitel zu den vielen Vorteilen haben Sie auch gelernt, welcher Prozess für welchen dieser Vorteile verantwortlich ist.

Nachdem sich intensiv mit der ganzen Theorie des Trockenfastens auseinandergesetzt wurde, kam es endlich zur konkreten Praxis. Dabei wurde der typische Ablauf des Trockenfastens beschrieben. Wichtig war vor allem, dass die Vorbereitung einen entscheidenden Einfluss auf die Fastenphase nehmen kann und deswegen nicht zu vernachlässigen ist. Aber auch das Fastenende ist ebenfalls das A und O einer gelungenen Fastenphase. Außerdem haben Sie gelernt, auf welche Symptome Sie während Ihrer Fastenphase achten müssen, um langfristigen gesundheitlichen Schäden entgegenzuwirken. Ich freue mich auch, dass am Ende eine junge Frau noch ihren ganz persönlichen Erfahrungsbericht mit Ihnen und mir geteilt hat.

Und nun möchte ich Sie auch nicht viel länger aufhalten und wünsche Ihnen viel Spaß und auch ganz viel Erfolg beim Trockenfasten!

Herstellung und Verlag:

BoD – Books on Demand, Norderstedt

ISBN: 9783756221073

© Evelin Wendland 2022

1. Auflage

Kontakt: Psiana eCom UG/ Berumer Str. 44/ 26844 Jemgum

Covergestaltung: Fenna Larsson

Coverfoto: depositphotos.com

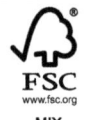